# COLOSTOMIE

## THINGS YOU SHOULD KNOW
## (QUESTIONS ET REPONSES)

Rumi Michael Leigh

# Introduction

Je voudrais vous remercier et vous féliciter d'avoir acheté ce livre, "Colostomie, ce que vous devriez savoir (questions et réponses)".

Ce livre vous aidera à comprendre, à réviser et à avoir de bonnes connaissances générales et des mots-clés en colostomie.

Merci encore d'avoir acheté ce livre, j'espère que vous l'apprécierez !

# Chapitre 1

1) Qu'est-ce que la colostomie ?

- La colostomie est une ouverture chirurgicale du gros intestin.

2) Quelles sont les raisons pour lesquelles un patient doit subir une colostomie ?

- Les raisons pour lesquelles un patient doit subir une colostomie sont la diverticulose, la maladie de Crohn, le cancer du côlon, le cancer du rectum, etc.

3) Quand une colostomie devient-elle indispensable ?

- Une colostomie devient indispensable lorsqu'une personne ne peut plus évacuer les matières fécales de manière naturelle.

4) Combien de types de colostomie existe-t-il ?

- Il existe deux types de colostomie.

5) Quels sont les types de colostomie ?

- Les types de colostomie sont la colostomie transversale et la sigmoïdostomie.

6) La colostomie est-elle définitive ?

- Non, la colostomie n'est pas toujours définitive, elle pourrait aussi être temporaire.

7) Qu'est-ce qu'une sigmoïdostomie temporaire ?

- Une sigmoïdostomie temporaire survient lorsqu'il y a préservation d'une partie du rectum et de l'anus en attendant la guérison.

8) Qu'est-ce qu'une sigmoïdostomie permanente ?

- Une sigmoïdostomie permanente consiste en l'ablation du rectum et de l'anus.

9) Quels sont les risques de colostomie ?

- Les risques de colostomie incluent les saignements, les infections, le prolapsus, la hernie, etc.

10) L'intestin change-t-il son mode fonctionnel après une colostomie ?

- Non, l'intestin fonctionne comme avant une colostomie.

# Chapitre 2



1) Quelle est la longueur du gros intestin ?

- La longueur du gros intestin est d'environ 1,5 à 1,8 mètres.

2) Quel est un autre nom de l'intestin grêle ?

- L'intestin grêle est aussi appelé le petit intestin.

3) Quelle est la fonction principale de l'intestin grêle?

- La fonction principale de l'intestin grêle est d'absorber les nutriments.

4) Quelle est la longueur de l'intestin grêle ?

- La longueur de l'intestin grêle est d'environ 6 à 7 mètres, mais cela peut varier.

5) Quelles sont les parties principales de l'intestin grêle ?

- Les parties principales de l'intestin grêle sont l'iléon, le jéjunum et le duodénum.

6) Quel est un autre nom du gros intestin ?

- Le gros intestin est aussi appelé le côlon.

7) Quelles sont les fonctions principales du côlon ?

- Le côlon absorbe l'eau et élimine les déchets alimentaires sous forme de matière fécale.

8) Quelles sont les parties principales du gros intestin ?

- Les parties principales du gros intestin sont le caecum, le côlon ascendant, le côlon transverse, le côlon descendant, le sigmoïde et le rectum.

9) Quelle est la forme des matières fécales dans le côlon ascendant ?

- Les matières fécales se présentent sous forme de liquide dans le côlon ascendant.

10) Quelle est la forme des matières fécales dans le côlon transversal ?

- Les matières fécales se présentent sous une forme semi-liquide dans le côlon transversal.

11) Quelle est la forme des matières fécales dans le côlon descendant ?

- Les matières fécales se présentent sous une forme solide dans le côlon descendant.

# Chapitre 3

1)  La colostomie est-elle identique à l'iléostomie ?

-  Non, la colostomie n'est pas la même chose que l'iléostomie.

2)  Dans quelle partie du tube digestif est la colostomie ?

-  La colostomie est dans le gros intestin.

3)  Dans quelle partie du tube digestif est l'iléostomie?

-  L'iléostomie est dans l'intestin grêle.

4)  Comment sont les selles dans la colostomie ?

-  Dans la colostomie, les selles sont souvent pâteuses.

5)  Comment sont les selles dans l'iléostomie ?

-  Dans l'iléostomie, les selles sont liquides.

6)  Laquelle a le plus d'émissions de gaz, la colostomie ou l'iléostomie ?

-  La colostomie a plus d'émissions de gaz. Il y a très peu ou pas de gaz dans l'iléostomie.

7) Existe-t-il différents emplacements de colostomie?

- Oui, il existe différents emplacements de colostomie.

8) Quels sont les différents emplacements de la colostomie ?

- Les différents emplacements de la colostomie sont les parties ascendantes, descendantes et sigmoïdienne du côlon.

9) Dans quelle partie de l'abdomen se situe une colostomie ascendante ?

- Une colostomie ascendante se situe dans la partie droite de l'abdomen.

10) Dans quelle partie de l'abdomen se situe la colostomie transversale ?

- La colostomie transversale se situe dans la partie médiane de l'abdomen.

# Chapitre 4

1) Dans quelle partie de l'abdomen se situe la colostomie descendante ?

- La colostomie descendante se situe dans la partie supérieure gauche de l'abdomen.

2) Dans quelle partie de l'abdomen se situe la colostomie sigmoïde ?

- La colostomie sigmoïde se situe dans la partie inférieure gauche de l'abdomen.

3) Combien de types de colostomies transverses existe-t-il ?

- Il existe deux types de colostomies transverses.

4) Quels sont les deux types de colostomies transverses ?

- Les deux types de colostomies transverses sont la colostomie transverse à boucle et la colostomie transversale à double corps (abouchement).

5) Qu'est-ce qu'une colostomie transverse à double corps (abouchement) ?

- La colostomie transverse à double corps est la création de deux stomies.

6) Qu'est-ce qu'une colostomie en boucle ?

- Une colostomie en boucle est une colostomie temporaire.

7) Quels types de poches sont utilisés après une colostomie transversale ?

- Les poches vidables sont utilisés après une colostomie transversale.

8) La méthode d'irrigation peut-elle être utilisée après une colostomie transversale ?

- Non, la méthode d'irrigation ne peut pas être utilisée après une colostomie transversale.

9) Par quoi le caecum est-il prolongé ?

- Le caecum est prolongé par l'appendice vermiforme.

10) Où se fait normalement la sigmoïdostomie ?

- La sigmoïdostomie se fait normalement du côté gauche, du côté inférieur de l'estomac.

11) Quels types de poches sont utilisées après une sigmoïdostomie ?

- Après une sigmoïdostomie, des poches fermées sont utilisées.

# Chapitre 5

1) Qu'est-ce qu'une stomie ?

- Une stomie est une ouverture chirurgicale d'une partie du corps pour permettre l'évacuation (de liquides, etc.).

2) Pourquoi l'emplacement de la stomie est-il effectué lorsque le patient se trouve dans différentes positions, telles que la position couchée, la position assise et la position debout avant l'opération ?

- La localisation de la stomie est effectuée lorsque le patient se trouve dans différentes positions afin de faciliter les soins et de s'assurer que la stomie est à l'écart des plis de la peau.

3) Une personne stomisée peut-elle pratiquer la natation ?

- Oui, une personne stomisée peut pratiquer la natation mais avec des précautions.

4) Une grossesse avec une stomie est-elle possible?

- Oui, la grossesse est possible avec une stomie.

5) La stomie peut-elle causer une rétraction vaginale ?

- Oui, la stomie peut provoquer une rétraction du vagin.

6) Les hommes peuvent-ils avoir des problèmes d'érection en raison d'une stomie ?

- Oui, les hommes peuvent avoir des problèmes d'érection en raison d'une stomie.

7) Les hommes peuvent-ils avoir des problèmes d'éjaculation en raison d'une stomie ?

- Oui, les hommes peuvent avoir des problèmes d'éjaculation à cause d'une stomie.

8) Une stomie est-elle douloureuse ?

- Non, une stomie n'est normalement pas douloureuse.

9) Pourquoi une stomie n'est-elle pas douloureuse ?

- Une stomie n'est pas douloureuse car il n'y a pas de terminaison nerveuse.

10) Peut-on contrôler le passage des matières fécales de la stomie ?

- Non, le passage des matières fécales de la stomie ne peut être contrôlé.

# Chapitre 6

1) Combien de types de stomie existe-t-il ?

- Il existe 3 types de stomie.

2) Quels sont les types de stomie ?

- Les trois types de stomie sont la colostomie, l'urostomie et l'iléostomie.

3) Quelle est la fonction de la stomie proximale ?

- La fonction de la stomie proximale est de drainer les matières fécales.

4) Quelle est la fonction de la stomie distale ?

- La stomie distale est non fonctionnelle.

5) La stomie proximale est-elle fonctionnelle ?

- Oui, la stomie proximale est fonctionnelle.

6) Qu'est-ce que drain la stomie distale ?

- La stomie distale draine le mucus.

7) Quelle devrait être l'apparence d'une stomie ?

- Une stomie doit être rougeâtre, rosâtre et humide.

8) Qu'est-ce qu'une apparence anormale d'une stomie ?

- Une apparence anormale d'une stomie est une couleur rouge foncé.

9) Que signifie une couleur rouge foncé dans une stomie ?

- Une couleur rouge foncé signifie qu'il existe une déficience de la circulation sanguine dans la stomie.

10) Est-il normal qu'une stomie soit grande après une opération ?

- Oui, il est normal qu'une stomie soit grosse après une opération, mais sa taille redeviendra normale après quelques semaines.

# Chapitre 7

1) Que faut-il observer dans une poche de colostomie ?

- Dans une poche de colostomie, il faut observer la couleur, le sang, l'odeur et la forme des selles.

2) Que peut-on utiliser pour retenir les odeurs lors de l'évacuation des gaz intestinaux ?

- Pour retenir les odeurs lors de l'évacuation des gaz intestinaux, un filtre à charbon peut être utilisé.

3) Une poche hermétique émet-elle des odeurs ?

- Non, une poche hermétique n'émet pas d'odeurs.

4) Quelle est la fonction de la barrière cutanée d'une poche ?

- La barrière cutanée protège la peau du contact avec les selles.

5) Comment peut-on réduire les odeurs dans un sac de stomie ?

- Des comprimés spéciaux ou des liquides peuvent être mis dans un sac de stomie pour réduire les odeurs.

6) À quelle fréquence faut-il changer un sac fermé ?

- Cela dépend, un sac fermé doit être changé une fois, deux fois ou plusieurs fois par jour.

7) Pourquoi les produits contenant de l'alcool ne devraient-ils pas être utilisés lors d'un traitement de soin d'une stomie ?

- Les produits contenant de l'alcool ne doivent pas être utilisés lors d'un traitement de soin d'une stomie, car ils peuvent irriter la peau.

8) Qu'est-ce qu'un/une stomathérapeute ?

- Un stomathérapeute est un infirmier spécialisé qui traite et éduque les patients au sujet de leur stomie.

9) Pourquoi utilise-t-on du savon non parfumé dans les soins de stomie ?

- Le savon non parfumé est utilisé dans les soins des stomies afin d'éviter les irritations de la peau.

10) Quelle température d'eau faut-il utiliser pour les soins de stomie ?

- Il faut utiliser de l'eau tiède pour les soins de stomie.

# Chapitre 8

1) Qu'est-ce que la mycose ?

- La mycose est une infection fongique.

2) Qu'est-ce que le prolapsus ?

- Le prolapsus est lorsqu'un organe sort de sa place d'origine.

3) Qu'est-ce qu'une hernie ?

- Une hernie est la protrusion d'un organe ou d'un tissu par une ouverture anormale.

4) Qu'est-ce que l'irrigation colique ?

- L'irrigation colique est le lavement du gros intestin.

5) Qu'est-ce qui cause la flatulence ?

- Les causes de la flatulence sont le tabagisme, l'intolérance au lactose, le chewing-gum, les boissons gazeuses, le manque d'activité physique, etc.

6) Nommer 2 types d'anesthésie.

- Une anesthésie locale et une anesthésie générale.

7) Qu'est-ce qu'une anesthésie locale ?

- Une anesthésie locale est une anesthésie dans une région du corps. Le patient ne ressent aucune douleur dans cette région et il est réveillé.

8) Qu'est-ce qu'une anesthésie générale ?

- Une anesthésie générale est une anesthésie dans laquelle le patient n'est pas réveillé, ne ressent aucune douleur et est inconscient.

9) Qu'est-ce que la maladie de Crohn ?

- La maladie de Crohn est une inflammation chronique du tube digestif.

10) Quels sont les signes et symptômes de la maladie de Crohn ?

- Les signes et symptômes de la maladie de Crohn sont la fatigue, la fièvre, l'inflammation de la peau, la diarrhée, la présence de sang dans les selles, etc.

# Chapitre 9

1)  Qu'est-ce que la maladie de Hirschsprung ?

-   La maladie de Hirschsprung est une maladie qui rend difficile de passer les selles.

2)  Quels sont les signes et symptômes de la maladie de Hirschsprung ?

-   Les signes et les symptômes de la maladie de Hirschsprung sont la fatigue, la diarrhée, le ventre gonflé, la constipation, les vomissements, etc.

3)  Qui est susceptible d'être atteint de la maladie de Hirschsprung ?

-   Les bébés et les jeunes enfants sont susceptibles d'être atteints de la maladie de Hirschsprung.

4)  Qu'est-ce que l'entérocolite ?

-   L'entérocolite est l'inflammation de l'intestin grêle et du gros intestin.

5)  Quels sont les signes et symptômes de l'entérocolite ?

-   Les signes et symptômes de l'entérocolite sont un abdomen enflé, des vomissements, du sang dans les selles, etc.

6) La colostomie est-elle pratiquée sous anesthésie locale ou générale ?

- La colostomie se fait sous anesthésie générale.

7) Qu'est-ce que la laparoscopie ?

- La laparoscopie est une intervention chirurgicale mini-invasive réalisée avec une caméra.

8) Nommer les deux types de systèmes de poches.

- Il existe un système de poche en une pièce et un système de poche en deux pièces.

9) Quel est le système de poche monobloc ?

- Le système de poche monobloc comporte une barrière cutanée attachée à la poche.

10) Quel est le système de poche en deux pièces ?

- Dans le système de poche en deux pièces, la barrière cutanée est séparée de la poche.

# Chapitre 10

1) Pourquoi les poils autour de la stomie doivent-ils être rasés ?

- Les poils autour de la stomie doivent être rasés car ils aident la barrière cutanée de la poche à coller correctement.

2) Pourquoi la peau autour de la stomie devrait-elle être sèche après le nettoyage ?

- La peau autour de la stomie doit être sèche après le nettoyage afin de permettre à la mise en place de la poche de coller correctement.

3) Quelle est l'utilisation de l'anneau de barrière dans une poche de stomie ?

- L'anneau de barrière placé dans une poche de stomie protège la stomie.

4) Quelle est la bonne règle pour changer de poche?

- Une bonne règle pour changer la poche est quand elle est 1/3 remplie.

5) Quand un patient avec colostomie doit-il contacter son médecin ou stomathérapeute (signe d'urgence) ?

- Un patient souffrant de colostomie doit contacter son médecin ou son infirmière en stomie s'il présente des signes tels qu'une inflammation, une mycose, une hernie, une allergie, l'absence de selles, une rétraction, des maux d'estomac, des saignements et des prolapsus.

6) Les personnes avec une colostomie peuvent-elles travailler ?

- Oui, une vie professionnelle avec une colostomie est possible.

7) Quel type de travail faut-il prendre des précautions pour une personne avec une colostomie ?

- Une personne avec une colostomie doit éviter de soulever des objets lourds (poids lourds).

8) Quel type de sport devrait être principalement évité pour une personne avec une colostomie ?

- Les sports de contact tels que les sports de combat, etc. doivent être évités pour les personnes avec une colostomie.

9) Une vie sexuelle normale est-elle possible après une colostomie ?

- Oui, une vie sexuelle normale est possible après une colostomie.

# Conclusion

Merci encore d'avoir acheté ce livre. J'espère que cela vous a aidé dans votre cheminement pour comprendre la colostomie et son incidence sur les personnes autour de vous qui en souffrent.

S'il vous plaît, si vous avez apprécié ce livre, j'aimerais que vous laissiez un commentaire. Ce serait apprécié.

Je vous remercie.